CONTRIBUTION A L'ÉTUDE

DE

L'ALBUMINURIE

DANS LE

RHUMATISME ARTICULAIRE AIGU

Sa valeur au point de vue des indications thérapeutiques

PAR

Le Docteur Pierre COLLANGETTES

de la Faculté de Paris.

PARIS

A. MALOINE, ÉDITEUR

24, PLACE DE L'ÉCOLE DE MÉDECINE, 24

—

1897

CONTRIBUTION A L'ÉTUDE

DE

L'ALBUMINURIE

DANS LE

RHUMATISME ARTICULAIRE AIGU

Sa valeur au point de vue des indications thérapeutiques

PAR

Le Docteur Pierre COLLANGETTES
de la Faculté de Paris.

———◄❦►———

PARIS
A. MALOINE, ÉDITEUR
21, PLACE DE L'ÉCOLE-DE-MÉDECINE, 21

1897

A MON PÈRE, A MA MÈRE

A MES PARENTS

A MES AMIS

INTRODUCTION

C'est en présence de quelques cas de rhumatisme articulaire aigu, accompagnés d'albuminurie, qui furent traités avec avantage par le salicylate de soude, que l'idée nous fut suggérée par M. le Docteur Chauffard d'étudier l'action de ce médicament sur cette albuminurie et de voir si la médication salicylée, vraiment spécifique de l'infection rhumatismale, pouvait dans ces cas-là, rendre les mêmes services. Quatre de nos observations nous ont été fournies par M. Chauffard dont nous ne faisons que reproduire les idées à ce sujet, et son interne M. Bonnus. Nous en devons un nombre égal à la bienveillance de M. le professeur Hayem : nous en avons recueilli quelques-unes dans les thèses de P. Chéron, H. Normand et L. de Saint-Germain ; deux enfin nous sont personnelles.

Nous tenons à témoigner ici toute notre reconnaissance aux maîtres qui nous ont guidé pendant le cours de nos études et nous ont soutenu et encouragé de leurs conseils.

M. le docteur Tixier, qui aux enseignements d'un maître expérimenté a joint pour nous les soins d'un

praticien habile et dévoué, MM. les docteurs Bous-
quet, Dourif, Fouriaux, Gagnon, Pojolat et tous nos
maîtres de l'école de médecine de Clermont-Ferrand
ont droit à notre vive gratitude.

Que M. le docteur Peyrot, qui nous a enseigné,
ainsi que M. le docteur Guinard, la pratique de la chi-
rurgie, M. le professeur Potain, dont les savantes
leçons de clinique médicale resteront gravées dans
notre mémoire, nous permettent de leur exprimer
toute notre reconnaissance.

Nous remercions également M. le professeur
Hayem, dont nous avons suivi pendant un an les ex-
cellents enseignements, et qui a bien voulu accepter
la présidence de cette thèse, ainsi que M. le docteur
Chauffard, dont les conseils nous ont guidé dans l'ac-
complissement de ce travail.

Enfin nous ne saurions oublier les principes cliniques qui nous ont été donnés par M. le docteur Par-
mentier, chef de clinique à l'hôpital Saint-Antoine et
nous conservons une vive reconnaissance à M. le
docteur Paul Gallois dont les enseignements nous
ont été si utiles à la consultation de la Charité, et qui
n'a cessé de nous témoigner la plus grande bienveillance.

Parmi les nombreuses complications qui viennent, dans le rhumatisme articulaire aigu, en accroître la durée et en assombrir le pronostic, l'une des moins étudiées, sinon des plus fréquentes est certainement l'albuminurie, soit passagère et bénigne, soit résultant d'une lésion rénale grave et durable.

Signalée pour la première fois en 1864 par Smoler, qui la trouva 7 fois sur 40 cas, l'albuminurie rhumatismale est indiquée ensuite par Vulpian, en 1879, qui en cite trois cas dans ses cliniques à la Charité, et par Sénator, qui l'attribue à une hyperhémie rénale. Déjà en 1877, M. A. Robin en démontrait la fréquence en affirmant l'avoir rencontrée 40 fois sur 100.

La même année, Dickinson avait cru reconnaître, entre le rhumatisme et l'albuminurie qui peut l'accompagner, la même relation qu'entre la scarlatine et la néphrite scarlatineuse.

En 1885, Chéron, dans sa thèse, cite 13 cas d'albuminurie rhumatismale, sur 17 cas de rhumatisme qu'il a observés pendant un an, proportion énorme et qu'il est difficile d'accepter comme l'expression de la réalité, à cause du petit nombre de cas sur lequel elle est basée. Cependant, en 1888, Talamon et Lécorché n'hésitent pas à affirmer que « l'albuminurie rhumatismale présente la même constance et les mêmes caractères que les autres albuminuries fébriles ».

La même année, M. Hayem publie à la Société médicale des Hôpitaux, une observation très intéressante d'hémoglobinurie rhumatismale, avec albuminurie abondante qui a persisté même après la disparition de l'hémoglobinurie.

En 1893, L. de Saint-Germain étudie la question surtout au point de vue pathogénique et cite plusieurs observations.

Enfin, H. Normand, à peu près à la même époque, résume les diverses statistiques parues jusque-là, et trouve une moyenne d'environ 30 cas d'albuminurie sur 100 de rhumatisme articulaire. D'après lui, les hommes semblent être atteints plus souvent que les femmes, ce qui résulte également de l'examen des malades que nous avons rencontrés, mais ce que l'on remarque dans ces différents travaux, c'est que la complication qui nous occupe présente des caractères essentiellement variables, depuis l'albuminurie légère et transitoire jusqu'à la véritable néphrite rhumatismale. H. Normand, dans sa thèse, décrit 4 formes de néphrite rhumatismale :

1° Une première forme qui consiste en une irritation rénale sans lésions du parenchyme, amenant la polyurie et l'albuminurie transitoire ; ordinairement sans valeur pronostique, mais prédisposant parfois à une néphrite véritable.

2° Une seconde forme, la néphrite aiguë, se montrant ordinairement pendant la convalescence du rhumatisme et présentant trois degrés au point de vue pronostic.

Un premier degré se terminant par la guérison.

Un second degré, par le passage à l'état chronique.

Un troisième degré, par la mort.

3° Une forme hématurique plus ou moins grave accompagnée d'élévation de température et présentant tous les caractères d'un néphrite infectieuse.

4° Une forme hémoglobinurique, à rapprocher de la précédente et dont elle ne diffère que par l'absence de globules rouges dans l'urine et la présence d'hémoglobine réduite.

De ces quatre formes, les dernières sont en somme très rares, et celles que nous voyons le plus fréquemment sont les deux premières, qu'indique aussi Paul Chéron dans sa thèse : l'albuminurie transitoire et légère, et la néphrite rhumatismale ; et encore la première est-elle beaucoup plus fréquente que la seconde !

Il n'y a en effet qu'un seul des cas que nous avons réunis dans notre thèse qui puisse s'appeler néphrite rhumatismale, puisque dans tous les autres l'albuminurie est survenue au début et n'a pas duré plus de huit jours.

Nous n'insisterons pas sur la pathogénie de cette

albuminurie, qu'elle soit légère ou grave ; bien des théories ont été émises pour expliquer sa production dans les fièvres : les unes invoquaient les modifications que peut subir le sang par le fait de l'élévation de température : diminution des chlorures (Heller), augmentation de l'urée et de l'acide urique (Sénator), perturbation circulatoire amenant l'altération de l'épithélium glomérulaire.

En 1880, Kannenberg, puis M. Bouchard, expliquent l'albuminurie dans les maladies parasitaires par le passages des microbes à travers le rein.

Enfin aujourd'hui, dit Enriquez dans sa thèse, personne ne conteste plus que l'albuminurie des maladies infectieuses, si légère et si transitoire qu'elle soit, doive être attribuée à une lésion réelle du parenchyme rénal et non à une simple modification de la crase sanguine. L'albuminurie des fièvres devient donc, ainsi comprise, un des éléments qui constituent le caractère infectieux d'une maladie.

Si maintenant nous venons à examiner cette complication au point de vue clinique, nous remarquons qu'elle survient souvent chez des gens qui ont eu déjà une ou plusieurs attaques de rhumatisme articulaire ou qui ont été précédemment atteints d'une maladie infectieuse ; de plus, elle se présente surtout dans dans des cas graves et existe rarement seule : nous la voyons en effet coïncider fréquemment avec des lésions cardiaques : dans les dix observations inédites que nous avons pu réunir, le cœur semble légèrement touché : les

bruits sont sourds, mal frappés, l'auscultation fait en-
tendre des bruits anormaux, dans deux cas même on a
trouvé des frottements péricardiques. La pose d'un
vésicatoire semble avoir aussi une action indéniable
sur l'apparition de l'albuminurie : Normand et Chéron
citent un certain nombre de cas.

L'angine est une des complications que nous avons
le plus fréquemment rencontrées concurremment à
l'albuminurie : c'est ainsi que nous la trouvons dans
cinq de nos observations. L. de Saint-Germain la signale
aussi dans sa thèse, ainsi que les épistaxis, dont la
fréquence est cependant beaucoup moindre.

Nous avons également observé, quant aux caractères des urines, que, contrairement aux descriptions
données par les auteurs, elles sont en général plus
abondantes que de coutume, de couleur pâle et légèrement mousseuses : on trouve, en effet, dans les cour-
bes urinaires que nous avons dressées, de brusques
augmentations, que L. de Saint-Germain avait déjà
signalées dans sa thèse. Il est bien certain que ces
signes ne ressemblent pas à ceux que présentent en
général les urines dans les maladies infectieuses, mais
ne pourrait-on pas mettre sur le compte de l'élimina-
tion du salicylate de soude ces caractères spéciaux ?
C'est là, évidemment, une simple hypothèse qui de-
manderait à être appuyée sur des preuves sérieuses.
Du reste, l'inconstance de ces signes ne permet pas
de les ériger en principes : nous avons vu, en effet,
des malades atteints de rhumatisme articulaire aigu,

chez lesquels les urines présentaient tous les caractères de celles des maladies infectieuses, et dont la
quantité était inférieure à la normale.

Nous n'avons malheureusement pas pu avoir l'examen
du sédiment urinaire chez les malades dont nous relatons les cas : mais nous trouvons cet examen fait et
concluant dans quelques-unes des observations de
P. Chéron :

Dans l'observation XX : cylindres granulo-graisseux
dans les urines.

Dans l'observation XXI : grand nombre de tubes légèrement granuleux.

Dans l'observation XXIV : Le sédiment contenait
beaucoup de globules blancs, peu de globules rouges,
des cylindres minces, tout à fait hyalins, et des débris
épithéliaux.

Ces examens se rapportent du reste à des cas de
néphrite rhumatismale vraie, et non pas d'albuminurie transitoire, pour laquelle nous n'avons pas une
seule observation où les urines aient été examinées à
ce point de vue.

Nous n'avons pas observé, chez les malades qu'il
nous a été donné d'examiner, ni chez ceux dont nous
relatons l'observation, l'albuminurie prodromique dont
parle L. de Saint-Germain ; il cite des faits qui ten-
draient à prouver que l'infection rhumatismale, peut,
dans certains cas, frapper avant les jointures un or-
gane tel que le rein, mis en état de moindre résis-
tance soit par une intoxication chronique, l'alcoolisme

ou le saturnisme par exemple, soit par un traumatisme ou même l'action directe du froid. Cette néphrite ne semble pas du reste avoir un pronostic plus grave que celle qui survient au cours du rhumatisme, car les malades de L. de Saint-Germain, qui présentèrent des symptômes non équivoques, douleurs lombaires, œdème généralisé, albumine et cylindres dans les urines, n'avaient jamais eu auparavant le moindre signe de brightisme et sortirent de l'hôpital parfaitement guéris.

Tels sont, rapidement résumés, les symptômes que nous avons pu relever soit dans les observations déjà publiées, soit chez les malades que nous avons observés nous-mêmes ; il nous reste un mot à dire de l'anatomie pathologique du rein dans les cas de néphrite rhumastismale. Il nous est difficile de formuler une opinion personnelle, étant donné que nous n'avons observé que des albuminuries transitoires, qui probablement ne laissent aucune trace après elles. Il n'en est pas de même des cas d'albuminurie grave rapportés par Chéron et Normand. Mais les cas de mort étant très peu fréquents, le nombre d'autopsies est extrêmement restreint : nous avons pu néanmoins en relever quelque-unes, en particulier dans la thèse de Chéron, à qui nous avons emprunté nos observations VI, VII, VIII, IX, XIII. Dans cette dernière, la mort ayant surpris le malade au milieu de sa convalescence, l'autopsie est particulièrement intéressante :

Observation XXIX de la thèse de Chéron.

Rhumatisme articulaire. Néphrite. Affection complexe du cœur d'origine vraisemblablement typhoïdique. Mort par angine de poitrine.

Autopsie. — Rein droit = 185 gr.
— — gauche = 190 gr.

Les deux reins sont congestionnés. Décortication facile. Substance médullaire violacée ; substance corticale avec traînées rouges, et un peu plus pâle.

Çà et là des taches grisâtres.

En somme, lésions de néphrite récente.

Observation XXXIX de la thèse de Normand.

Rhumatisme articulaire aigu compliqué de péricardite. Douleurs dans les reins, albumine et cylindres graisseux et granuleux dans les urines. Mort de pneumonie un mois après.

Autopsie. Reins normaux.

Observation XLVI de la thèse de Chéron.

Accès d'angor, albuminurie très intense, congestion pulmonaire compliquant le rhumatisme. Autopsie. Lésions récentes de néphrite épithéliale en voie de régression.

Observation XLVII de la thèse Chéron.

Rhumatisme articulaire aigu. Œdème des jambes et du scrotum. Albuminurie.

Autopsie. Lésions récentes de néphrite épithéliale aiguë.

Observation XLVIII de la thèse de Chéron.

Rhumatisme articulaire aigu. Douleurs lombaires, albumine très abondante.

Autopsie. Gros reins blancs : rein gauche = 240 gr.
— droit = 180 gr.

Teinte blanchâtre de la substance médullaire augmentée de volume et étouffant les pyramides de Malpighi.

Examen histologique. Néphrite interstitielle, sans lésion graisseuse des épithéliums.

Observation XLIX de la thèse de Chéron.

Cœur dilaté, œdème généralisé.
Autopsie. Lésions de néphrite interstitielle.

Observation L de la thèse de Chéron.

OEdème ; albumine, cylindres hyalins, épithéliums dans les urines.

L'autopsie montre dans les reins les signes d'un mal de Bright aigu.

Que pouvons-nous conclure de ces sept autopsies ?

Et d'abord, nous remarquons qu'une néphrite rhumatismale, évidente et bien caractérisée, comme dans l'observation XXXIX de Normand, peut disparaître sans laisser la moindre trace, et, un mois après la disparition des signes de néphrite, on ne trouve aucune lésion rénale. Quant à celles que nous observons chez les malades morts au cours de leur rhumatisme, ce sont les lésions ordinaires de la néphrite, auxquelles la diathèse rhumatismale n'imprime aucun caractère spécial. Enfin, l'autopsie de notre observation XIII nous montre des lésions en voie de guérison : au moment de la mort du malade, il n'y avait plus d'albumine dans les urines, et il est probable que, ainsi que dans plusieurs autres cas cités par Chéron, au bout d'un laps de temps relativement restreint, toute trace de néphrite aurait disparu.

Après cet exposé rapide et succinct de l'histoire de l'albuminurie rhumatismale, tant au point de vue pathogénique et étiologiqne qu'à celui des symptômes et de l'anatomie pathologique, nous allons aborder un côté peut-être un peu négligé, quoique très intéressant de la question : le côté thérapeutique.

II

Le rhumatisme articulaire aigu est une des rares
maladies contre lesquelles nous possédons un médicament positivement efficace, et, on peut le dire, presque spécifique. Nous n'en sommes plus à signaler
les effets vraiment merveilleux de la médication salicylée en général, et du salicylate de soude en particulier, sur l'infection rhumatismale. En quelques
jours, sous son influence, les douleurs cessent, la
température baisse, le gonflement des articulations disparaît, les mouvements redeviennent libres et faciles.
Quant aux localisations viscérales, il n'a pas semblé
jusqu'à présent que les préparations salicylées aient
beaucoup d'action sur elles. Toutefois, en ce qui concerne les complications cardiaques, si le salicylate de
soude ne les fait pas disparaître une fois qu'elles sont
développées, il semble du moins en prévenir l'apparition pourvu qu'il soit donné en temps utile et à dose
suffisante.

Quant aux complications rénales, nous allons voir
ce qu'il faut penser de la façon dont elles répondent
à la médication salicylée.

On regardait, il y a quelques années, la présence

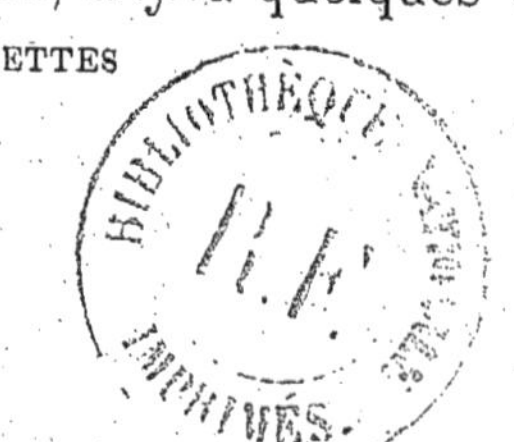

d'albumine dans les urines comme une contre-indication formelle à l'emploi du salicylate de soude dans le rhumatisme articulaire aigu.

Nous lisons dans le traité de thérapeutique de Manquat, que « à l'exception de la gravelle rénale, *toutes les néphrites* contre-indiquent formellement l'usage du salicylate de soude », et dans le Traité de médecine de Charcot-Bouchard, paru en 1891, à l'article rhumatisme articulaire aigu : « l'albuminurie a été regardée par certains auteurs comme pouvant être une des conséquences du traitement salicylé, et, en tous cas, est une contre-indication à l'emploi du salicylate ». — D'autre part, dès 1885, nous trouvons comme dernière conclusion de la thèse de Chéron : « l'emploi du salicylate de soude n'est pas contre-indiqué dans la grande majorité des cas de rhumatisme accompagné d'albuminurie. » Plus tard, M.Talamon s'élève contre cette idée de contre-indication, et prétend même que, si on ne donnait du salicylate qu'aux malades qui ne présentent pas d'albuminurie, on ne l'administrerait jamais, car le phénomène est constant dans le rhumatisme articulaire aigu. Sans aller aussi loin que M. Talamon pour ce qui concerne la fréquence de l'albuminurie , nous croyons qu'on peut administrer sans crainte le salicylate de soude aux malades atteints de rhumatisme articulaire aigu, lors même que l'on constaterait la présence d'albumine dans leurs urines.

Les publications récentes nous confirment dans

cette opinion. mais pour trancher la question d'une façon formelle, il faut faire une distinction entre les malades chez lesquels l'albuminurie soit transitoire, soit indiquant la présence d'une néphrite rhumatismale légère, n'a pas d'autre cause que le rhumatisme, et ceux qui, artério-scléreux par exemple, ou déjà touchés antérieurement du côté de leurs reins, trouvent dans le rhumatisme une occasion de faire une nouvelle poussée de néphrite.

M. Robin, dans son Traité de thérapeutique, donne comme une contre-indication à l'emploi du salicylate de soude l'imperméabilité rénale, absolue ou même relative, par néphrite glomérulaire (rein scarlatineux, néphrite scléreuse d'origine artérielle), mais il ajoute à propos du traitement des complications du rhumatisme : « la médication salicylée, non seulement n'aggrave pas l'albuminurie passagère, mais la fait rapidement disparaître en même temps que les autres manifestations rhumatismales. Il en est autrement de la néphrite vraie, soit que la pyrexie ait réveillé une ancienne lésion rénale latente (ce cas est plus fréquent qu'on ne croit), soit qu'elle ait favorisé la localisation sur le rein d'une infection secondaire (albuminurie plus considérable, précipité dense, rétractile, anurie, céphalalgie, parfois un peu d'anasarque). En pareil cas, le salicylate de soude est interdit : en voulant l'administrer quand même, on s'exposerait à provoquer des accidents toxiques graves. »

M. Ættinger n'admet que deux contre-indications à

l'emploi du salicylate de soude dans le rhumatisme :
la grossesse et une néphrite concomitante : « encore
dit-il, faut-il bien spécifier à quelle variété de néphrite on a affaire... Nous ne pensons pas, lorsque
l'albuminurie est peu abondante, que la quantité des
urines est normale, qu'il y ait là une contre-indication
absolue. Au contraire, nous avons vu plusieurs fois
ce symptôme disparaître en même temps que les ar-
thrites sous l'influence du salicylate. L'existence
d'une néphrite antérieure, d'une néphrite chronique,
place le problème dans une situation toute différente.
En pareil cas, nous n'administrons le salicylate de soude qu'avec les plus grandes précautions et à doses très
faibles ».

On le voit, les opinions les plus diverses ont été émises à ce sujet. Voyons maintenant, en examinant une
à une les observations que nous avons pu réunir, la
marche suivie par l'albuminurie et les conclusions
que nous pouvons en tirer.

Dans notre première observation, que nous avons
pu prendre nous-même, le malade, chez qui nous avons
constaté, dès le premier jour de son entrée, de l'albuminurie, a pris, ce jour là, 6 gr. de salicylate : le lendemain, on continue la même quantité du médicament,
l'albumine a déjà diminué ; le troisième jour, nous n'en
constatons plus que quelques traces, et le quatrième
jour, elle a complètement disparu. L'influence du salicylate de soude semble bien manifeste sur la diminution progressive de l'albumine. Dans la seconde obser-

vation, due à M. le docteur Chauffard, la quantité d'albumine trouvée le premier jour dans l'urine est beaucoup plus considérable ; il y en a 1 gr. 60. On donne 8 gr. de salicylate ; le lendemain, l'albumine a déjà diminué, et sous l'influence du salicylate, au bout de cinq jours. elle disparaît. Notre troisième malade n'a eu d'albumine que deux jours après son entrée, et malgré les 6 grammes de salicylate qu'on lui a administrés. Mais on a continué la médication, et l'albumine a disparu le quatrième jour. Chez notre quatrième malade, la quantité d'albumine est plus grande : 1 gr. 50, mais elle disparaît également au bout de quatre jours sous l'influence du salicylate (6 grammes le premier jour, 8 grammes le troisième). Il en est de même dans notre observation n° 5. Chez le malade de Chéron, (observation 6), on remarque, le jour de son entrée à l'hôpital, une petite quantité d'albumine dans l'urine : on ne donne pas immédiatement du salicylate : le lendemain, il existe une quantité notable d'albumine ; on donne 6 gr. de salicylate, et celle-ci diminue ; le troisième jour, il n'y en a plus trace.

Dans les observations 7, 8, 9, 10, 11 et 12, c'est à peu près le même genre de processus que dans les premières : l'albuminurie cède au bout de quelques jours de médication salicylée.

Dans notre treizième observation, empruntée à la thèse de Chéron, il s'agit d'une véritable néphrite rhumatismale ; le malade, qui présente à son entrée une quantité assez considérable d'albumine (l'analyse quantitative n'a malheureusement pas été faite), est traité par le salicylate (6 grammes par jour) et l'albumine diminue à partir de ce moment là.

Elle a complètement disparu, lorsque le malade meurt, emporté par un accès d'angor pectoris, et à l'autopsie, on trouve des lésions de néphrite en voie de régression.

Des quatre observations que M. le professeur Hayem a bien voulu nous communiquer, trois nous montrent une marche à peu près analogue : les malades ont présenté une petite quantité d'albumine, qui a disparu en peu de jours sous l'influence du salicylate. Dans la quatrième, le malade n'a pas absorbé le médicament par la voie digestive : on s'est contenté de pansements humides, salicylés sur les articulations prises ; ces pansements n'ont été appliqués que pendant deux jours, et l'albuminurie a persisté jusqu'à la fin du séjour du malade à l'hôpital.

Enfin, nous n'avons rien de bien particulier à signaler au sujet de la dernière observation que nous avons pu prendre dans le service de M. Chauffard : petite quantité d'albumine, qui disparaît sous l'influence du traitement salicylé.

Que conclure de cette revue rapide de nos observations ? Elles semblent bien prouver que l'on peut — je dirai plus — que l'on doit employer le salicylate de soude dans les cas de fluxion rénale rhumatismale se traduisant par une albuminurie passagère ; que, bien loin de nuire en pareil cas, il contribue à la disparition de l'albumine : c'est ce qui est arrivé dans toutes nos observations, sauf dans la dix-septième, qui n'en est pas moins concluante en faveur du salicylate, puisque il semble bien que c'est faute de son emploi suffisamment prolongé que le malade a présenté encore une petite quantité d'albumine à sa sortie de l'hôpital.

Quant à la néphrite rhumatismale proprement dite, nous n'en avons qu'un seul cas, dans lequel, il est vrai, le salicylate semble plutôt avoir été utile que nuisible, mais nous ne croyons pas pouvoir nous prononcer avant que d'autres observations probantes viennent confirmer l'efficacité du médicament en pareil cas.

Nous n'entreprendrons pas de démontrer de quelle manière agit le salicylate de soude ; ce mode d'action est encore à trouver. Agirait-il comme antiseptique sur les microbes de la polyarthrite aiguë, ou bien modifie-t-il les milienx de l'organisme ? Il serait fastidieux de rappeler toutes les théories qui ont été émises à ce sujet. Nous devons donc nous contenter du fait clinique, palpable ; l'important, c'est de savoir que le salicylate agit non seulement contre la fluxion rhumatismale, mais encore contre les complications rénales, et nos observations semblent bien le démontrer.

Y a-t-il un mode d'emploi particulier de la médication salicylée dans le cas d'albuminurie concomitante au rhumatisme ?

Et d'abord, le composé salicylé dont l'emploi semble le plus avantageux est le salicylate de soude à cause de sa grande solubilité, et parce qu'il provoque moins facilement que l'acide salicylique des troubles digestifs, vomissements, diarrhée, etc. Il nous est difficile de donner notre opinion sur les pansements salicylés, qui ont été employés, il est vrai, dans une de nos observations, mais dont nous n'avons pas d'expérience personnelle.

Il ne semble pas qu'il y ait lieu de rien changer à la façon dont on administre le salicylate de soude dans les cas simples de rhumatisme articulaire aigu, c'est-à-dire en commençant par une forte dose, variable suivant l'intensité des accidents, mais qui oscillera entre 6 et 8 grammes par jour en deux ou plusieurs fois, et que l'on diminuera ensuite graduellement jusqu'à 1 ou 2 grammes, en continuant longtemps l'usage du médicament, même plusieurs jours après la défervescence et la cessation des douleurs et du gonflement des articulations. On s'exposerait, en cessant trop tôt la médication, à voir des rechutes se produire, aussi bien par le retour des fluxions articulaires que par une recrudescence d'albuminurie.

OBSERVATIONS

OBSERVATION I

(Rhumatisne articulaire aigu. — Albuminurie précoce et passagère).

Chaignon, 17 ans, chemisier, entré le 4 mars 1897, salle Bouillaud, lit nº 3, service de M. le professeur Potain.

(Nous avons pu observer ce malade, grâce à l'obligeance de M. Papillon, interne du service.)

Antécédents héréditaires. — Mère rhumatisante.

Antécédents personnels. — Rougeole à 4 ans. Rhumes fréquents pendant l'enfance.

Il y a trois semaines, le malade a été atteint d'une grippe, qui a duré 8 jours : il ne s'est pas mis au lit, malgré des douleurs lombaires et de la céphalalgie.

Le mardi 2 mars, il est obligé de se mettre au lit par suite des douleurs qu'il ressent dans les pieds, douleurs qui augmentent le lendemain et envahissent les genoux.

4 mars. Le malade entre à l'hôpital.

Ses genoux sont tuméfiés et douloureux ; on constate une légère rougeur à la face interne, au niveau des tendons de la patte d'oie : les articulations contiennent une petite quantité de liquide.

Les articulations tibio-tarsiennes sont également gonflées

et douloureuses, il y a un peu d'érythème sur la face interne.

La pointe du cœur bat dans le 4me espace intercostal en dedans du mamelon ; le premier bruit est sourd, on constate de temps en temps un souffle systolique à la pointe, dans la région sus-apexienne.

Temp. m. 38°8 ; s. 39°8. Pouls : 104. Pression artérielle : 18.

Les urines contiennent une petite quantité d'albumine : 0 gr. 75.

Traitement ; 6 grammes de salicylate de soude.

5 mars. Temp. m. 38· ; s. 38, 6. Pression artérielle : 13.

Les articulations sont moins tuméfiées : le malade se plaint toujours de douleurs à leur niveau.

Urines : 0 gr. 50 d'albumine.

Traitement : 4 grammes de salicylate de soude.

6 mars. Temp. m. 37· 8 ; s. 38· 5.

Le malade se sent mieux, les articulations se dégagent. Les urines ne contiennent plus que des traces d'albumine.

4 grammes de salicylate.

7 mars. Temp. m. 37· 4 ; s. 37.

Les articulations continuent à se dégager.

Les urines ne contiennent plus d'albumine.

8 mars. Temp. m. 37·2 ; s. 37·4.

Le malade se sent de mieux en mieux, 3 grammes de salicylate.

9 mars. Les articulations sont nettes, 2 grammes de salicylate.

10 mars. Le malade se lève, il sort guéri.

OBSERVATION II (due à M. CHAUFFARD).

Rhumatisme articulaire aigu. Albuminurie.

Le Goff, 27 ans, relayeur, entré le 3 juin 1896, salle Woillez, lit n° 20, service de M. le docteur Chauffard.

Pas d'antécédents héréditaires

Antécédents personnels. — Aucune maladie pendant son enfance. A 25 ans, affection pulmonaire mal caractérisée, pneumonie probable. Il y a un mois, angine légère.

Le 1er juillet 1896, sans cause appréciable, le malade, en se réveillant, a ressenti des douleurs dans ses deux genoux et son épaule droite, il a néanmoins continué à travailler.

Le 2 juillet, les douleurs augmentant, il se met au repos.

Le 3, il se décide à entrer à l'hôpital.

Le 4 juillet, on constate, à l'examen du malade, de la tuméfaction et de la douleur dans le genou gauche, l'articulation tibio-tarsienne gauche et l'épaule gauche. Les bruits du cœur sont sourds et enroués, les battements sont tumultueux.

Temp. m. 39·2, s. 39·4.

Urines: 3 litres. Quantité très notable d'albumine : 1 gr 60. Aucun signe de néphrite, sinon une douleur lombaire assez vive.

Traitement : 8 grammes de salicylate de soude.

5 juillet. Pas d'autre articulation prise. Celles qui le sont déjà sont moins douloureuses et moins tendues. Chute de la température : 37·6.

Battements du cœurs toujours sourds.

Urines : toujours une quantité notable d'albumine : 2 litres. Traitement : 6 grammes de salicylate.

6 juillet. Peu de douleurs articulaires. Crise sudorale très abondante. Battements du cœur toujours sourds. Urines : l'albumine est en moindre quantité : 1 litre. 5 grammes de salicylate.

7 juillet. Les douleurs articulaires ont disparu.

Urines : peu d'albumine, 5 grammes de salicylate.

8 juillet. Bruits du cœur presque normaux.

Urines : il n'y a plus d'albumine. 4 grammes de salicylate; puis 3 grammes jusqu'au 17.

A sa sortie, le 2 août, les bruits du cœur sont normaux, les urines ne contiennent plus d'albumine.

OBSERVATION III (due à M. Chauffard).

Rhumatisme articulaire subaigu. — Albuminurie précoce et passagère.

Barotot Jules, 20 ans, potier, entré le 22 juillet 1896, salle Woillez, n° 25.

Pas d'antécédents héréditaires.

Antécédents personnels.—Première attaque de rhumatisme à 14 ans, toutes les articulations sont prises successivement, la maladie dure 2 mois et demi. Il a été traité par des enveloppements au baume tranquille, il n'a pas pris de salicylate.

Deuxième attaque de rhumatisme à 17 ans, moins violente que la première, et qui dure 15 jours.

Enveloppements. Pas de salicylate.

Le malade, qui est potier et travaille l'argile humide, est pris, il y a 5 ou 6 jours, de douleurs vagues.

Le 22, ces douleurs augmentant, il entre à l'hôpital.

Le 23 juillet, à l'examen du malade, on constate que les articulations tibio-tarsienne et médio-tarsienne droites, le genou droit, le poignet gauche et la main gauche sont tuméfiés et douloureux.

Au cœur, arythmie : m. 38,6, s. 39, 9.

Urines : 1 litre. Pas d'albumine.

Traitement : 6 grammes de salicylate, 3 ventouses scarifiées au niveau du cœur.

24 juillet. Temp. m. 38,4, s. 38,6.

Le rhumatisme n'envahit pas d'autre articulation.

Le cœur est toujours très irrégulier. Bruits très sourds.

Urines : 1 litre. Quantité notable d'albumine : 0 gr. 80.

Trait. 6 grammes de salicylate.

25 juillet. Les douleurs articulaires ont diminué.

Cœur. Battements toujours sourds. Temps. 38,4.

Urines : même quantité d'albumine.

Trait. 5 grammes de salicylate, 3 nouvelles ventouses scarifiées au niveau du cœur.

26 juillet. Presque plus de douleurs ariculaires. Temp. 37,7.

Cœur. Les bruits redeviennent plus clairs.

Léger frottement au niveau de l'orifice aortique

Urine : toujours une certaine quantité d'albumine, 5 gr. de salicylate.

27 juillet. Temp. m. 36,6, s. 37,4.

Les douleurs articulaires ont disparu.

Cœur : bruits normaux à la pointe, léger frottement à la base.

Urines : quantité moindre d'albumine, 5 gr. de salicylate.

28 juillet. Temp. 37·

Cœur : toujours léger frottement à la base.

Urines : aucune trace d'albumine, 4 gr. de salicylate.

30 juillet. Le malade sort guéri, n'ayant plus trace d'albumine dans ses urines.

OBSERVATION IV (due à M. Bonnus).

Rhumatisme articulaire aigu. — Albuminurie.

L... Adrien, 26 ans, cocher. Entré le 17 août 1896, salle Woillez, n· 6.

Pas d'antécédents héréditaires.

Antécédents personnels. — Pas de maladies antérieures, si ce n'est une blennorrhagie il y a 4 ans, sans complications articulaires. Ethylisme très marqué.

Homme grand, vigoureux, robuste constitution.

Vers la fin de juillet, le malade a été exposé à une forte pluie pendant plusieurs heures ; les jours suivants, il se sentait mal en train, mais a continué à travailler.

Le 4 août, il lui est impossible de se lever, il ressent des douleurs dans plusieurs articulations des membres supérieurs etinférieurs. Il se soigne chez lui pendant une quinzaine de jours, mais, ne guérissant pas, il se décide à entrer à l'hôpital le 19 août, seizième jour de sa maladie.

Le 19 août, à l'examen du malade, on trouve presque toutes les articulations prises ; il y a une prédominance du côté gauche, surtout à l'épaule, qui est très tuméfiée et très douloureuse : il y a une petite quantité de liquide dans le genou gauche.

Les petites articulations des pieds et des mains sont également tuméfiées et douloureuses.

Les articulations coxo-fémorales sont intactes.

Cœur. Les bruits sont sourds, mal frappés ; on entend un léger frottement péricardique.

Le malade se plaint d'une assez forte céphalalgie avec prédominance frontale qui l'empêche quelquefois de répondre très nettement aux questions qu'on lui pose.

Temp. 40, 4. — Pouls : 120.

Urines : 1 litre, un peu foncées, contiennent 1 gr. 50 d'albumine par litre.

Traitement 6 grammes de salicylate de soude.

20 août. Temp. 39·4.

Le malade est un peu soulagé. L'albumine a diminué : 0 gr. 75.

Les phénomènes cérébraux augmentent, le malade est agité, a du délire la nuit. 6 gr. de salicylate.

21 août. Temp. 39·8.

Urines : 0 gr. 72 d'albumine.

Phénomènes cérébraux plus marqués.

8 grammes de salicylate de soude.

22 août. Temp. 39·8.

Urines : plus d'albumine.

Les phénomènes cérébraux disparaissent peu à peu, de même que les douleurs articulaires.

25 août. La température redevient normale.

Le malade quitte l'hôpital le 10 septembre, n'ayant pas d'albumine dans les urines, mais conservant un peu d'atrophie du deltoïde gauche. De plus, il a toujours un souffle systolique à la pointe.

OBSERVATION V (due à M. Bonnus).

Rhumatisme articulaire aigu avec albuminerie.

G... Henri, 18 ans, maroquinier, entré le 9 septembre 1896, salle Woillez, lit n° 5.

Pas d'antécédents héréditaires.

Antécédents personnels. Pas de maladies antérieures, si ce n'est une angine légère au mois d'avril 96, qui a duré 2 jours.

Le samedi 5 septembre, il a ressenti des douleurs dans les pieds et les genoux, qui n'ont pas tardé à l'obliger à cesser son travail. Il se met au lit dans la journée du mardi suivant, et le mercredi 9, il se décide à entrer à l'hôpital.

Le 9 septembre, à l'examen du malade, on trouve les genoux douloureux et tuméfiés : le genou gauche est plus gros que le droit, et présente de l'œdème périarticulaire : pas de liquide dans les articulations. Les mouvements sont très douloureux.

Les articulations tibio-tarsiennes présentent aussi une tuméfaction assez notable, mais sont moins douloureuses, on peut leur imprimer des mouvements légers, sans que le malade se plaigne ; néanmoins il lui est très pénible de poser les pieds par terre.

Les autres articulations ne présentent rien d'anormal.

Cœur. Bruits aortiques très accentués, surtout le second.

Urines : 1 litre 100 gr. Elles contiennent une notable quantité d'albumine (1 gr. 50 par litre). Température : 39·5.

Traitement : 4 grammes de salicylate de soude.

10 septembre. Temp. m. 38· s. 38 9.

Le malade se sent mieux, les articulations prises sont moins douloureuses.

Urines : (900 gr.). Même quantité d'albumine, 4 grammes de salicylate de soude.

11 septembre. Temp. m. 37· s. 36·8.

Urines : même quantité d'albumine, 4 grammes de salicylate.

12 septembre. Plus de température. Les douleurs diminuent toujours, les urines ne contiennent plus que 0 gr. 75 d'albumine.

16 septembre. Les urines ne contiennent plus d'albumine, 3 grammes de salicylate.

Le 30 septembre, le malade sort de l'hôpital guéri, ne présentant pas trace d'albumine dans ses urines.

OBSERVATION VI (Empruntée à la thèse de P. Chéron).

La nommée Goazempis, âgée de 20 ans, domestique, célibataire, entrée le 2 janvier 1881, salle Maurice Raynaud, lit n⁰ 18.

Pas d'antécédents héréditaires.

Pas d'antécédents personnels.

Il y a 2 mois, première attaque de rhumatisme portant sur les articulations des pieds, qui ont été très douloureuses ; elle est entrée dans le service de M. Blachez, à Necker, puis va en convalescence pendant 3 semaines.

Il y a 10 jours, elle rentre en service, est reprise de douleurs le jour même, elle se présente au Bureau central le 2 et est admise.

Le 3 janvier, on la voit dans l'état suivant :

Femme forte, tissu adipeux abondant, pâleur.

Les dernières règles remontent à 10 jours.

Elle se plaint surtout des genoux, des chevilles, et un peu des mains. Ni érythème, ni gonflement.

Cœur : souffle à la pointe et à la base ? anémique ?

Rien aux poumons.

Pas d'appétit.

Temp. 38, 6.

Urines : léger nuage d'albumine.

On ne donne pas de salicylate pour voir la marche de l'albumine.

4 janvier. Souffle très net à la pointe, se propageant vers l'aisselle.

Urines : quantité très appréciable d'albumine.

Trait. 6 grammes de salicylate de soude.

5 janvier. Les douleurs ont presque disparu.

8 grammes de salicylate.

Toujours un léger nuage d'albumine.

8 janvier. Frottement au premier temps et à la base.

Léger nuage d'albumine.

6 grammes de salicylate.

10 janvier. Plus d'albumine.

12 janvier. Le malade sort par mesure d'ordre.

Ses urines ne contiennent plus trace d'albumine.

OBSERVATION VII (empruntée à la thèse de CHÉRON).

Le nommé Biette, âgé de 16 ans, quincailler, né à Paris, célibataire, entre le 9 novembre 1883, salle Saint-Félix, n° 21, service de M. le docteur Desnos.

Antécédents héréditaires : un frère rhumatisant.

Première attaque. Douleurs vives dans les genoux, les chevilles, les articulations de la colonne lombaire.

Le genou gauche contient une assez grande quantité de liquide. Rougeur vive au niveau des gaînes de l'articulation du pied droit. Douleurs vives dans le bras droit.

Sueurs abondantes.

Rien au cœur. Le malade tousse beaucoup, mais on ne trouve rien à l'auscultation.

Urines. Petite quantité d'albumine.

Temp. m. 39· ; s. 38·2

Traitement. 5 grammes de salicylate de soude.

12 novembre. Les douleurs ont diminué.

Temp. m. 37·2 ; s. 38·2.

Urines : contiennent toujours une petite quantité d'albumine.

Salicylate, 4 grammes.

14 novembre. Temp. 37.4.

4 grammes de salicylate.

15 novembre. Temp. m. 37· ; s. 37·4.

Léger souffle au premier temps et à la pointe : il ne se propage pas, s'entend aussi à la base ; anémique.

Les urines ne contiennent plus d'albumine.

17 novembre. On supprime le salicylate.

22 novembre. Le malade sort guéri, ne présentant plus d'albumine dans les urines.

OBSERVATION VIII (Empruntée à la thèse de Chéron).

Le nommé Edaine, François, âgé de 35 ans, bijoutier, entré le 25 mars 1882, à l'hôpital Tenon, salle Bichat, nº 15, service de M. le docteur Tenneson.

Bonne santé habituelle. Logement humide. Malade depuis 12 jours.

Début par hanche droite, puis genou droit, cou-de-pied du même côté. Ensuite, hanche et côté opposé.

A son entrée à l'hôpital, genou gonflé et très douloureux. Douleurs aiguës dans les autres articulations.

Rien aux poumons, ni au cœur.

Sueurs des plus abondantes.

Pas d'appétit, constipation, pas de mal de gorge.

Temp. s. 38·2.

Urines : contiennent une petite quantité d'albumine.
Traitement : 6 grammes de salicylate de soude.
Eau de Seldlitz.
Sulfate d'atropine, 1/2 milligramme en solution.
28 mars. Presque plus de sueurs, les douleurs ont diminué.
Les urines ne contiennent plus d'albumine.
Temp. 37·5.
Le 1er avril, on supprime le salicylate.
6 avril. Souffle au premier temps et à la pointe ?
Le malade sort guéri le 8 avril.

OBSERVATION IX (Empruntée à la thèse de CHÉRON).

Le nommé Soyard, journalier, entré le 2 juillet 1884 à l'hopi-
tal Tenon, salle Lorrain, n° 29.

Antécédents héréditaires nuls.

Antécédents personnels. — Pas de maladies antérieures, sauf
plusieurs accès de fièvre intermittente de 1874 à 1880. Jamais
de rhumatisme, jamais de blennorrhagie.

Depuis 8 jours, douleurs articulaires : elles ont commencé
par le genou gauche, puis ont atteint les grandes articulations
des deux membres inférieurs et enfin se sont montrées aux
membres supérieurs et au cou.

Gonflement, érythème seulement au niveau des articulations
tibio-tarsiennes.

Pas d'appétit, ni de sommeil.

Rien au cœur.

Temp. 38,6 (rectale).

Traitement : 6 grammes de salicylate de soude.

Les urines contiennent une petite quantité d'albumine.

3 juillet. Temp. m. 38,2 ; s. 39,9.

Urines : toujours une petite quantité d'albumine.

Les articulations sont moins prises.

4 juillet. Temp. 39,6 s.

La quantité d'albumine est la même.

5 juillet. Temp. m. 38 ; s. 38,6

On continue le salicylate.

7 juillet. Léger souffle au premier temps et à la pointe.
Temp. m. 38,3. s. 38.

Les urines ne contiennent plus d'albumine.

Les jours suivants, la température oscille autour de 38·. L'albumine ne reparaît pas.

Le 2 août, le malade sort de l'hôpital guéri

OBSERVATION X (Empruntée à la thèse de H. NORMAND).

Le nommé Champalier Etienne, âgé de 35 ans, charretier, entré le 21 mars 1893, à l'hôpital de la Pitié, dans le service de M. Albert Robin, salle Piorry, n· 25.

Antécédents héréditaires. — Une sœur a eu une attaque de rhumatisme articulaire subaigu.

Antécédents personnels. — Pneumonie il a 7 ans, autre pneumonie il y a un mois et demi. Alcoolisme avoué.

Il y a 4 jours, le malade a ressenti la nuit une douleur dans le genou gauche, qui l'a empêché de dormir et lui a donné la fièvre.

Hier, 20 mars, le genou est devenu tuméfié et rouge. Sueurs nocturnes depuis 2 jours.

Le 21 mars, à l'examen du malade, on constate : des douleurs dans les 2 genoux, surtout le genou gauche, qui est rouge et tuméfié, dans les 2 articulations tibio-tarsiennes, dans l'articulation métatarso-phalangienne du gros orteil droit.

Les muscles de la cuisse sont douloureux à la pression. Vive douleur dans la hanche gauche.

Tuméfaction, rougeur et douleur dans l'articulation métacarpo-phalangienne du troisième doigt.

A l'auscultatio des poumons, râles sous-crépitants dissémi-nés.

Cœur. Souffle ressemblant à un frottement à la pointe et au premier bruit. Le deuxième bruit aortique est un peu frappé.

Temp. 39· 5.

Pouls régulier, rapide : 120.

Urines : Albumine assez abondante, une notable quantité de sang. Urobiline.

Constipation. Langue blanche, saburrale, Teinte subictérique des conjonctives et des téguments. Foie augmenté de volume.

Traitement. Régime lacté. Pas de salicylate.

23 mars. Le poignet et le coude droit sont douloureux, le coude gauche est douloureux et légèrement tuméfié.

Le genou droit est un peu plus tuméfié qu'hier : les culs-de-sac sont saillants de chaque côté de la rotule.

Tuméfaction notable du cou-de-pied droit.

Temp. 38· 2.

Urine. Mêmes caractères qu'hier. A peu près autant d'albu-mine. Au microscope, on voit dans le sédiment brunâtre des globules rouges, des fragments de gros cylindres granuleux, et une grosse cellule de Bellini teintée de brun.

24 mars. Epistaxis. Etat stationnaire des articulations.

Temp. 38·.

Pouls : 100.

Mêmes caractères de l'urine.

Traitement : 4 grammes de salicylate de soude.

25 mars. Soulagement notable du malade, sous l'influence de salicylate : douleurs moins vives, sommeil meilleur.

Temp. 38· 2.

L'épaule gauche est un peu douloureuse.

Urines : 1950 grammes. Mêmes caractères, mais diminution notable de l'albumine.

Même traitement.

26 mars. Etat général meilleur.

Temp. m. 37. ; s· 37· 7.

Urines : 1600 grammes. Pas d'albumine.

Température normale. Pouls : 76.

Cœur sans modifications.

28 mars. Le malade ne souffre plus et demande à se lever.

2 avril. Le malade qui depuis quelques jours éprouvait des bourdonnements d'oreille, de la céphalalgie, a une température de 38· Mais les urines n'ont pas d'albumine.

5 avril. Ecoulement de pus par l'oreille droite. La température baisse.

28 avril. Le malade quitte l'hôpital engraissé, en bon état général, mais ayant encore un écoulement d'oreille.

OBSERVATION XI

(Empruntée à la thèse de L. de Saint-Germain).

Angine survenue au début d'un rhumatisme articulaire aigu (première attaque) un peu après l'apparition des douleurs articulaires. Endocardite passagère. Albuminurie.

P... âgé de 30 ans, journalier. Entré le 23 septembre à l'hôpital Tenon, salle Maurice Raynaud, n° 19.

Pas d'antécédents héréditaires.

Pas d'antécédents personnels.

Le 17 septembre, le malade a ressenti des douleurs assez vives dans les membres inférieurs, accompagnées de céphalalgie.

Le 19, il est pris de mal de gorge et de gêne dans la déglutition. Il reste quelques jours chez lui, puis se décide le 23 à entrer à l'hôpital.

23 septembre. Les articulations tibio-tarsiennes sont tuméfiées et douloureuses ; les genoux sont moins douloureux, mais, contiennent une certaine quantité de liquide.

La gorge présente une rougeur diffuse, qui s'étend de chaque côté sur les piliers. La gêne de la déglutition est modérée.

Cœur ; souffle systolique à la pointe. Température : 39·5.

Urines : peu abondantes et contenant une petite quantité d'albumine.

24 septembre. Les manifestations articulaires s'accentuent, les genoux sont particulièrement tuméfiés et douloureux : ils renferment encore une notable quantité de liquide, qui pénètre jusque dans le cul-de-sac sous-tricipital.

Traitement : 5 grammes de salicylate de soude.

25 septembre. La gorge est moins rouge et moins douloureuse, mais les manifestations articulaires persistent.

Urines : mêmes caractères. Même traitement.

26 septembre. L'angine a presque complètement disparu.

Chute brusque de la température, qui tombe à 37· le matin pour remonter à 38· le soir.

Cependant les articulations sont encore légèrement tuméfiées et un peu douloureuses.

28 septembre. Les douleurs articulaires sont beaucoup moins vives. Les urines deviennent abondantes et ne contiennent plus d'albumine.

Trait. 2 grammes de salicylate de soude.

30 septembre. Grande amélioration. Les articulations sont complètement libres.

1er octobre. Suppression du salicylate.

2 octobre. Le malade sort complètement guéri.

OBSERVATION XII

(Empruntée à la thèse de L. de Saint-Germain).

Rhumatisme articulaire aigu. Angine avec exsudat blanchâtre ayant débuté un peu après l'apparition des douleurs articulaires. Albuminurie ayant persisté pendant toute la période fébrile. Epistaxis répétées. Guérison complète sans endocardite.

D... Gustave, 17 ans, garçon marchand de vins, n. 21, salle Saint-Louis, Hôtel-Dieu, service de M. le Professeur Cornil.

Pas d'antécédents héréditaires.

Antécédents personnels. — Rougeole à 12 ans. Sujet aux épistaxis. Teint mat. Anémique depuis longtemps. Début brusque (après surmenage ? Froid humide ? Garçon marchand de vins, travaille dans les caves) le 21 juin par des douleurs musculaires (mollets), puis articulaires (genoux, articulations tibio-tarsiennes). Le soir même, vives douleurs dans la gorge, exaspérées par la déglutition. Le lendemain du début de la maladie, 22 juin, dès le matin éprouve des douleurs aiguës dans les épaules, il continue à souffrir de la gorge et se fait admettre le jour même à l'hôpital.

22 juin, soir de son entrée. Regard anxieux, traits tirés, lèvres sèches, langue fortement saburrale, brunâtre et très sèche à son centre, tremblante comme dans la dothiénentérie ; narines pulvérulentes. Presque toutes les articulations sont douloureuses, mais surtout les épaules, les genoux et les cous-de-pied : ces derniers sont rouges, mais peu tuméfiés. Les genoux contiennent une certaine quantité de liquide. La gorge est très rouge et un très léger exsudat blanchâtre recouvre l'amygdale gauche et le bord correspondant de la luette.

L'insomnie est complète, au dire du malade. Cœur, premier bruit un peu prolongé. Poumons Respiration forte ; quelques râles humides et sibilants aux bases. Température : 39·7.

Urines : blanches, troubles et mousseuses : elles contiennent une notable quantité d'albumine.

22 juin. Mêmes phénomènes que la veille : néanmoins, l'exsudat blanchâtre de la gorge a complètement disparu. La quantité totale des urines pour les 24 heures est de 1 litre et demi. Toujours une quantité notable d'albumine.

Les deux genoux sont extrêmement douloureux et contiennent une grande quantité de liquide.

24 juin. Température : 39·9. Les genoux sont énormes. L'angine persiste, ainsi que l'albuminurie.

Ponction du genou. 4 grammes de salicylate.

25 juin. L'angine a presque complètement disparu. L'albumine persiste dans l'urine.

Le genou ponctionné est moins douloureux et a diminué de volume.

Dans la soirée, épistaxis abondantes. 5 grammes de salicylate.

26 juin. Epistaxis. L'albuminurie diminue. Les urines sont un peu moins mousseuses, mais conservent leur coloration et leur aspect.

27 juin. Epistaxis peu abondantes. Disparition complète des douleurs articulaires.

Les urines ne contiennent plus que des traces d'albumine. Suppression du salicylate.

28 juin. Epistaxis. Le prolongement du premier bruit cardiaque a complètement disparu.

29 juin. Les urines ne contiennent plus d'albumine.

30 juin. Epistaxis. Assez bon état général, mais anémie et amaigrissement.

1er juillet. Epistaxis.

15 juillet. Le malade sort guéri : ses urines ne contiennent plus d'albumine, mais leur quantité continue à dépasser légèrement le taux normal des 24 heures.

OBSERVATION XIII. (empruntée à la thèse de CHÉRON. Obs. publiée dans *la Gazette hebdomadaire*, 1884, p.108).

Rhumatisme articulaire aigu. Néphrite.

Affection complexe du cœur d'origine vraisemblablement typhoïdique. Mort par angine de poitrine.

Le nommé C..., 19 ans, coutelier, célibataire, entré le 11 août 1884 à l'hôpital Tenon, salle Parot, n°8, service de M. le docteur du Castel, suppléé par M. le docteur Dreyfus-Brisach,

Antécédents personnels. Il y a un an, fièvre typhoïde.

Un mois après, accès d'angor. Amélioration.

Il y a 3 semaines, les accès d'angor reparaissent; puis, quelques jours après, C..., est pris de fièvre, de frisson, d'un grand mal de tête; quelques heures plus tard, apparaissent des douleurs vives, qui, d'abord localisées aux genoux, gagnèrent les pieds. Il est alors transporté à l'hôpital où on constate l'état suivant:

Douleurs très vives, surtout aux genoux, qui sont tuméfiés et demi-fléchis. Les cous-de-pied et les bras sont peu atteints. Sueurs abondantes, pas de sudamina.

Angine légère.

Cœur. Souffle systolique à la pointe, double souffle à la base; symphyse cardiaque.

Albuminurie très intense.

Température : s. 40, 6.

12 août. Temp. m. 39, 9, s. 40.

Repos. Boissons rafraîchissantes, diète légère.

Du 15 au 17 août, la température oscille entre 38, 5 et 39·.

17 août. Urines toujours contenant une albumine très abondante, foncées, 1850 c. c. — Albumine : 14 gr. par litre.

Pas de cylindre, ni de globule sanguin.

Trait. 6 grammes de salicylate de soude.

19 août. Temp. m. 37·, s. 38·.

Urines : toujours des flots d'albumine. Même traitement.

21 août. Temp. m. 37·, s. 1. 38·, 2·.

Examinée avec le plus grand soin, l'urine ne contient plus que des traces légères d'albumine.

22 août. Dyspnée légère par congestion pulmonaire.

Urines. 1450 c. c. Urée, 20 gr. 99 par litre. A peine un nuage léger d'albumine.

Jusqu'à la fin d'août, on continue le salicylate de soude, que l'on supprime le 27.

Plus de douleur, mais accès d'angor et congestion pulmonaire.

Temp. 39·.

1er septembre. Temp. m. 29· 4, s. 40·.

Urines ; 21.250. A peine un nuage d'albumine. Le malade boit beaucoup de lait.

7 septembre. Il meurt subitement à 5 h. du matin.

Autopsie le 8. Rein droit : 185 gr.

gauche : 130 gr.

Ils sont tous deux congestionnés. Décortication facile. Substance médullaire violacée, substance corticale avec traînées rouges, et un peu plus pâle, çà et là des taches grisâtres.

En somme, lésions de néphrite récente.

Cette néphrite ajoute Chéron, n'était pas ancienne ; peu d'importance des lésions glomérulaires, intégrité complète du tissu conjonctif, grande rareté des cylindres, rareté des granulations graisseuses, tout cela éloigne l'idée d'un processus datant déjà de quelque temps, et fait rejeter la dothiénentérie comme cause de la lésion rénale.

OBSERVATION XIV (due à M. le professeur HAYEM).

A... gardien de la paix, 26 ans entré le 18 mars, salle Béhier, n· 17, à l'hôpital Saint-Antoine.

Pas d'antécédents héréditaires.

Antécédents personnels. — A 10 ans, première attaque de rhumatisme (prédominance aux membres inférieurs).

A 22 ans, nouvelle attaque. Douleurs dans la région lombaire.

Embarras gastrique fébrile.

Sujet aux maux de gorge : il y a eu mal il y a 15 jours, malade depuis 5 jours. A commencé par souffrir des jambes. S'est mis alors au lit, mais les douleurs augmentant et envahissant toutes les articulations, il se décide à entrer à l'hôpital.

Etat actuel.— Le 19 mars. Temp. m. 39·2 ; s. 40. Pouls : 100.

Les articulations du genou sont peu douloureuses mais contiennent une petite quantité de liquide.

Les articulations coxo-fémorales, du coude et des épaules sont assez douloureuses.

Cœur : frottement à la base.

Poumons : rien à l'auscultation. Expectoration muqueuse.

La langue est sale, recouverte d'un enduit jaunâtre, rouge sur les bords. Pas d'appétit.

Urines foncées, rouges, contenant une certaine quantitée d'albumine.

Traitement : 6 grammes de salicylate de soude.

20 mars. Temp. 38·.

Pouls : 100

Les douleurs ont un peu diminué dans les jambes.

Urines : toujours une petite quantité d'albumine.

Trait. 6 grammes de salicylate.

22 mars. L'état général est meilleur : les articulations se dégagent.

Cœur : le frottement à la base persiste

Urines : ne contiennent plus d'albumine.

Traitement : 2 grammes de salicylate.

23 mars. Le malade se sent mieux, les douleurs sont très atténuées, la température est normale.

5 avril. On cesse le salicylate.

11 avril. Rechute. La température remonte à 39·.

Les articulations redeviennent douloureuses, mais l'albumine ne reparaît pas dans les urines.

On recommence le traitement par le salicylate de soude. La deuxième crise dure une quinzaine de jours, et le 7 mai, le malade sort de l'hôpital parfaitement guéri.

OBSERVATION XV (due à M. le professeur Hayem).

L..., Paul, 34 ans, camionneur, entré le 30 mars 1896 à l'hôpital Saint-Antoine, salle Bazin, n· 7.

Pas d'antécédents héréditaires.

Antécédents personnels. — En 1886, première attaque de rhumatisme en mars : guérison au bout d'un mois ; toutes les articulations ont été prises.

Deuxième attaque en 1892, durée : un mois.

Troisième attaque en 1894, durée : quinze jours.

Il y a 8 jours, le malade a pris un refroidissement, à la suite duquel il a eu de la fièvre, des sueurs, pas d'angine cependant. Il a ausssitôt ressenti des douleurs dans les pieds, puis les genoux se sont pris, ce qui le décide à entrer à l'hôpital le 30 mars.

31 mars. Un grand nombre d'articulations sont prises : celles des orteils, des cous-de-pieds, des genoux, des hanches, des poignets, des coudes et des épaules : quelques doigts sont même atteints. La peau est rose pâle autour des articulations. Il y a un peu d'épanchement dans les genoux. Les mouvements sont presque totalement abolis. Les douleurs sont modérées, mais sont plus intenses la nuit.

Cœur. Rien d'anormal.

Pouls accéléré : sueurs profuses. Pas d'appétit.

Temp. 39,4.

Urines : petite quantité d'albumine.

Traitement. 6 grammes de salicylate de soude.

4 avril. Temp 40.

Le malade est abattu, a eu des sueurs la nuit.

Cœur. Bruit de galops. A la pointe souffle.

Urines : toujours une petite quantité d'albumine.

Trait. 8 grammes de salicylate.

6 avril. Temp. 39,8.

Pouls : 116.

Le malade a eu du délire la nuit, mais l'état général est meilleur. Les articulations inférieures sont à peu près libres. Les poignets sont encore tuméfiés. Il reste un peu de liquide dans le genou droit.

Le malade a de la diarrhée.

Urines : ne contiennent plus d'albumine.

7 avril. Phénomènes cérébraux graves, qui continuent les jours suivants. La température s'élève à 40·. Cet état dure environ un mois, pendant lequel on a donné au malade de nombreux bains, qui ont eu une heureuse influence.

Le 4 juin, le malade sort guéri, mais très affaibli, et va à Vincennes.

OBSERVATION XVI (due à M. le professeur HAYEM).

T..., Sylvain, 29 ans, brasseur, entré le 29 avril 1895, salle Béhier, n° 37, à l'hôpital Saint-Antoine.

Pas d'antécédents héréditaires.

Antécédents personnels. — Croup à 7 ans. Blennorrhagie qui a duré une semaine et a guéri spontanément.

Alcoolisme certain

En 1891, première attaque de rhumatisme, traitée par le salicylate de soude.

Le 22 avril, le malade a ressenti des douleurs dans les jambes, qui s'accusent le lendemain et le forcent à s'aliter : elles ont commencé par les genoux, pour gagner ensuite les pieds, puis les membres supérieurs.

Il se décide à entrer à l'hôpital le 29.

30 avril. Toutes les articulations sont prises : elles sont douloureuses, mais pas gonflées. Sueurs profuses.

Poumons : râles humides aux deux bases.

Cœur : la pointe bat dans le cinquième espace intercostal.

On sent à la main un léger frémissement à ce niveau.

A l'auscultation, souffle intense à la pointe, frottements péricardiques.

Temp. m. 37, 8, s. 38, 2.

Anorexie, soif vive. Insommie, cauchemars.

Urines en quantité normale : légère quantité d'albumine.

Traitement. Pointes de feu sur la région précordiale, 6 gr. de salicylate de soude.

2 mai. Pas de modification sensible dans l'état du malade.On lui administre le salycilate en 3 lavements.

3 mai. Les douleurs ont disparu à droite; le malade se sent mieux : mêmes phénomènes à l'auscultation, les urines contiennent toujours une petite quantité d'albumine. La température oscille entre 37, 5 et 38.

3 lavements de salicylate.

6 mai. Les douleurs articulaires ont disparu, sauf au poignet gauche.

Les urines ne contiennent plus d'albumine.

8 mai. Gonflement du poignet et de toutes les articulations de la main gauche.

25 mai. Le malade sort guéri. Le articulations sont nettes, il y a peut-être une légère douleur aux épaules.

On entend un léger souffle systolique à la pointe du cœur.

OBSERVATION XVII (due à M. le professeur Hayem).

B..., Félix, 40 ans, paveur bitumier, entré le 15 janvier 1894, à l'hôpital Saint-Antoine, salle Béhier, n° 30.

Antécédents héréditaires. — Mère rhumatisante.

Antécédents personnels. — A 18 ans, rougeole.

En 1891, première attaque de rhumatisme : toutes les articulations sont prises, sauf la sacro-iliaque et celles du cou.

Le malade a eu dans les urines une grande quantité d'albumine, et a pris du salicylate.

En février 1892, pleurésie sèche à gauche.

Le 12 janvier, le malade se sent une forte douleur dans le genou gauche, puis dans la jambe et le pied gauche.

Le 14 janvier. Dans la nuit du 14 au 12, il a eu des douleurs dans les reins, et le lundi 15 il se décide à entrer à l'hôpital.

Le 16 janvier, état actuel :

Le malade est abattu, ressent de vives douleurs, surtout au pied gauche, mais dans toutes les articulations, mêmes petites (membres inférieurs). Transpiration abondante.

Temp. m. 37·4; s. 38·2.

Pouls : 130.

Cœur. Bruits sourds.

Langue blanche, bonne digestion, selles régulières.

Urines : assez grande quantité d'albumine.

Traitement. Pansements humides au salicylate de soude sur les membres atteints.

Régime lacté exclusif. Antipyrine, 2 grammes.

19 janvier. Les douleurs ont diminué : la quantité d'albumine est moindre.

On supprime les pansements.

21 janvier. Les douleurs ont disparu. On supprime l'antipyrine ; on donne au malade du lait et 2 portions d'aliments. Toujours un peu d'albumine.

25 janvier. Le malade se lève et va bien mieux ; il a encore quelques douleurs fuyantes. Encore un peu d'albumine dans les urines.

27. Le malade sort guéri, mais conserve un léger nuage d'albumine.

OBSERVATION XVIII (personnelle).

Hébert, 61 ans, marchand des 4 saisons, entré le 15 mars, salle Chauffard, n° 6, hôpital Cochin, service de M. le docteur Chauffard.

Antécédents personnels. — N'a jamais été malade, mais, étant marchand des 4 saisons, est exposé au mauvais temps habite un logement humide, au rez-de-chaussée.

Il y a trois semaines, il s'est mouillé plus que de coutume, a eu plusieurs frissons, mais sans claquement de dents.

Il y a quelques jours, les douleurs ont commencé par le pied gauche, que le malade ne peut poser par terre ; puis elles on gagné le pied droit, le genou, l'épaule et le coude, puis la main et l'articulation coxo-fémorale.

Etat actuel le 16 mars.

Le côté gauche est le plus pris, le malade ne peut lever le bras, mais remue les doigts. La flexion de la jambe est aussi douloureuse ; presque pas d'enflure, sauf aux mains. Sueurs profuses.

La pointe du cœur bat dans le cinquième espace intercostal. Les bruits sont sourds, le second un peu plus que le premier. Pouls un peu bondissant : 90.

Température : m. 37 9 s. 38·9·

Traitement. 8 grammes de salicylate de soude.

Les urines contiennent une certaine quantité d'albumine.

17 mars. Temps. m. 37·9 s. 78·8.

Les articulations sont toujours douloureuses.

Les urines contienneut toujours une certaine quantité d'al- bumine.

8 grammes de salicylate.

18 mars. Temp. m. 37·7 s. 37·8.

Urines : 0 gr. 20 d'albumine.

Trait. 8 grammes de salicylate.

19 mars. Temp. 38°.

Les genoux et les pieds sont nets ; les poignets, les mains les coudes et les épaules sont encore douloureuses, surtout l'épaule gauche.

Les urines ne contiennent plus d'albumine.

6 grammes de salicylate.

20 mars. Le malade se sent mieux : la température est redevenue normale. Les douleurs ont diminué.

22 mars. Les douleurs ont à peu près disparu.

4 grammes de salicylate.

Les jours suivants, le malade va de mieux en mieux ; on diminue progressivement la dose de salicylate.

Le 2 avril, le malade sort guéri.

CONCLUSIONS

1. L'albuminurie est très fréquente dans le cours du rhumatisme articulaire aigu ; on la rencontre environ dans 40 p. 100 des cas.

II. A côté de l'albuminurie fugace et passagère qui dure en général de 4 à 8 jours, il existe une néphrite rhumatismale, rare, celle-ci, qui est causée uniquement par le rhumatisme, ne doit pas être confondue avec la néphrite chronique préexistante avant l'attaque du rhumatisme, et pour laquelle cette attaque n'est que l'occasion d'une nouvelle poussée aiguë.

III. Le salicylate de soude n'est pas contre-indiqué dans le cas d'albuminurie rhumatismale ; il contribue au contraire à faire disparaître l'albumine des urines.

IV. Dans certains cas de néphrite rhumatismale, le salicylate de soude a semblé produire d'assez bons effets ; toutefois, le nombre des observations n'est pas assez considérable pour qu'on puisse le préconiser dans toutes les néphrites d'origine rhumatismale.

V. Dans le cas de néphrite préexistante avant l'attaque de rhumatisme articulaire aigu, le salicylate de soude doit être manié avec la plus extrême prudence.

BIBLIOGRAPHIE

CAUSSADE. Néphrite pneumonique. *Thèse de Paris*. 1890.

P. CHÉRON. — De l'albuminurie dans le rhumatisme articulaire aigu. *Thèse de Paris*, 1885.

CHOMEL. — Recherches sur les altérations des reins dans le rhumatisme articulaire aigu. *Thèse de Paris*, 1868.

P. COUDERC. — Contribution à l'étude des complications rénales du rhumatisme articulaire aigu. *Thèse de Paris*, 1877.

ENGELHARDT (Friedrich C.) — Ueber das Vorkommen acuter nephritis an acuten gelenkrheumatismus. Berl. 92 G. Schade, 30, p. 8·.

ENRIQUEZ. — Néphrites infectieuses. *Thèse de Paris*, 1892.

KANNENBERG. — Ueber Nephritis bei acuten. Infections krankheiten.

LACHLAN (J. C.). — Some considerations regarding the etiology and treatment of Bright's disease. *Glasgow M. J.* 1894, XLII, 241-256.

NORMAND. — Revue générale des complications rénales dans le rhumatisme articulaire aigu. (*Thèse de Paris*, 1893).

ŒTTINGER. — Thérapeutique du rhumatisme et de la goutte (collection Dujardin-Beaumetz).

PORTER (W. H) The etiology, pathology. and treatment of rheumatism, and its relation to renal diseases. *Internat. clin., Philadelphia*, 1893, 2. s. iv 68-78.

RAYER. — Néphrite rhumatismale. *Traité des maladies des reins*, t. II, page 73-494. Paris, 1840.

A. Robin. — Traité de thérapeutique appliquée, 1896.

L. de Saint-Germain. — Pathogénie du rhumatisme articulaire aigu. *Th. de Paris*, 1893.

Talamon et Lécorché. Traité de l'albuminurie et du mal de Bright, 1888.